OBSERVATIONS

SUR LES INSENSÉS,

PAR M. MOURRE, Administrateur du Département du Var.

A Voir la manière dont on traite les Fous , on ne croiroit pas que leurs Directeurs sont des gens raisonnables et l'on seroit tenté de dire avec Montesquieu que les Français extrêmement décriés chez leurs voisins, enferment quelques Fous dans une maison, pour persuader que ceux qui sont dehors ne le sont pas.

Je vais tâcher de fixer l'attention de mes Compatriotes sur un sujet aussi intéressant. Le tableau que j'ai à leur présenter les affligera sans doute, mais l'espoir de soulager le malheureux séche la larme que le malheur appelle.

Approchons de ces demeures d'où partent des cris et des hurlemens affreux : l'Homme s'y débat sans cesse dans le néant. Entrons dans ces enceintes : quelles images s'offrent à nos regards ! des figures sombres et décolorées, des corps desséchés et couverts de haillons.

A

Sont-ce des hommes, sont-ce des fantômes?
Je crois être au milieu des morts, dans le
Tartare dont les anciens nous ont laissé les
effrayantes descriptions. Ici je vois des ombres
silencieuses assises sur un banc, le regard fixe
et le corps immobile. Là j'en vois. errer à
l'aventure qui laissent échapper de temps en
temps quelques sons inarticulés, qui font des
gestes que les yeux considérent et que la réflexion ne peut saisir : elles frappent l'air avec
la main, elles tracent une figure avec le pied.
Plus loin, j'en apperçois qui semblent tour-
mentées par les Furies, elles poussent des cris
aigus, jettent des regards enflammés vers le
Ciel, s'agitent en cent manières différentes,
précipitent et retardent leurs mouvemens et
tout à coup s'arrêtent épouvantées.

Mais voici le dernier degré de la fureur.

Entrons dans ces cachots qui semblent destinés
à contenir des bêtes féroces. Voyez cet homme
étendu sur la paille, son corps est comprimé
par une chaîne, il n'a que la faculté de se
rouler sur lui-même ; mais voyez ses transports, ses convulsions ; entendez ses mugisse-
mens : on diroit Prométhée rongé par un
Vautour. Il se fixe un moment, il nous regarde,
ses yeux lancent la terreur, sa bouche nous
maudit. Voyez ces cheveux épars, cette barbe

hérissée, ce corps souillé d'ordures; l'infection s'exhale de ce lieu, les sens sont révoltés, l'ame est saisie d'effroi : il n'est pas possible de supporter plus long-temps cet horrible spectacle.

Ah! qu'ils sont malheureux ces êtres ainsi dégradés, que le sort a mis au-dessous de la brute, à qui il n'a laissé même aucune place dans la nature! pleurons sur eux et pleurons sur nous-mêmes : ce sont des hommes, ce sont nos frères. Peut-être demain les mêmes accidens nous précipiteront dans les mêmes malheurs. L'homme prudent garantit sa fortune, l'homme sobre garantit sa santé, mais personne ne peut répondre de sa raison. C'est cette sensibilité qui vous fait tant d'honneur, c'est cette imagination brillante que tout le monde admire, qui seront peut-être la cause de votre perte. L'imagination s'enflammera, la sensibilité recevra des atteintes cruelles, vous éprouverez des transports dont vous ne serez pas le maître, votre ame sera troublée, déchirée et l'égarement suivra de près votre souffrance.

Hâtons-nous de secourir ces infortunés : leur sort n'est pas désespéré; je crois même qu'ils peuvent tous être rendus à la raison; mais il leur faut des attentions éclairées, des soins infatigables, il leur faut un traitement tout différent de celui qu'on a employé jusqu'à ce

jour. Il paroît que nos Pères, lorsqu'ils pen-
sèrent aux Insensés, cherchèrent plutôt à éviter
des reproches qu'à mériter des bénédictions.
C'est à nous à les recueillir : faisons mieux
qu'eux : profitons d'une longue expérience,
tendons une main vraiment bienfaisante à ces
infortunés. L'humanité nous y excite, l'honneur
nous le commande; je dis l'honneur!.......
Homme superbe jettez les yeux sur l'Insensé et
dites-moi où est la grandeur de l'homme.

Les Hôpitaux où l'on ramasse les Insensés
sont les endroits les moins favorables à leur
guérison. Ces lieux utiles à la société le sont
bien peu à ceux qu'elle y renferme. Il y a
pour eux de petites ressources & de très-grands
dangers. On y prend des précautions pour que
les Insensés n'attentent pas à leurs jours, on
soutient leur misérable vie, on leur donne des
alimens convenables à leur maladie, on leur
administre quelques légers secours de médecine,
mais voilà tout. A côté de si foibles moyens,
que de fautes, que de négligences !

D'abord se présente à moi ce lieu où ils sont
rassemblés pêle-mêle, se voyans tous les jours,
s'entendans continuellement, même dans ces instans destinés au repos, qui sont souvent perdus
pour le malade à qui la nature n'a pas refusé
le sommeil & qui auroit besoin de s'y livrer.

Le rassemblement des Insensés leur est funeste à tous. Il ne faut pas croire que la perte de la raison ait entraîné la perte de tous les sentimens. Ils sont sur-tout susceptibles de frayeur. Ce qui le prouve, c'est que dans leurs accès de fureur, on ne les contient que par la crainte. Or, je le demande, quel effet doit produire sur leur ame la vue de ces Spectres qui sont répandus autour d'eux ? quel ébranlement ne doivent pas causer à leurs organes ? quelles tristes impressions ne doivent pas laisser dans leur esprit ces cris tumultueux qui retentissent à leurs oreilles ? Ce n'est pas tout : si ces malheureux ont quelques instans lucides, si la raison se ressaisit quelquefois de son empire, comme son flambeau doit éclairer d'un jour affreux le tableau de leur infortune ! ils savent alors que tous ceux qui les entourent sont des Insensés, ils savent qu'ils le sont eux-mêmes : au même instant ils mesurent toute la profondeur de leur misère, ils sentent la perte qu'ils ont faite, ils se voient proscrits de la Société, privés de leurs parens, de leurs amis, condamnés à passer leur vie dans ces horribles lieux. Ah ! si dans ces momens précieux il se trouvoit quelque Etre bienfaisant, qui joignant les lumières à la sensibilité pût devenir le dépositaire de leur douleur et de leurs pensées. Si après les avoir écoutés avec attention et avec cet intérêt

qui fait tant de bien aux malheureux , il remon-
roit avec eux à la source de leurs maux : s'il leur
faisoit connoître combien leur imagination a été
jettée au-delà du vrai, combien leur cœur a été
surpris , tyrannisé par des passions que l'on
surmonte toujours , quand on est résolu de les
combattre ; s'il leur donnoit ces leçons de vérité
avec le langage du sentiment , sans doute il dissi-
peroit les prestiges qui les entourent , et rendroit
leur ame à l'influence de la raison; mais où trouver
des hommes pour un ministère si important ? sera-
ce parmi les serviteurs de l'Hôpital ? livrés continuellement à des œuvres serviles , leur entende-
ment ne va pas au-delà. Sera-ce parmi les Administrateurs ? Ils croyent que leur tâche est remplie
quand ils ont fait des quêtes , réglé des comptes
et laissé quelques ordres pour la police de la
Maison ; et quand même le zèle de quelques-uns
les porteroit vers ces autres fonctions , ils ne
pourroient pas les remplir. Le nombre des Insensés
rassemblés dans un Hôpital est si considérable
qu'il est comme impossible à un et même à plusieurs Administrateurs d'aller fouiller dans le sein
des familles pour découvrir la cause de la maladie
de chacun d'eux, qu'il leur est comme impossible
d'avoir pour cette maladie les attentions néces-
saires , d'en suivre les progrès , d'en saisir les
nuances , d'être assez souvent avec le malade

pour mettre à profit ces instans heureux où son ame est encore ouverte aux rayons de la vérité. Aussi ces instans sont-ils perdus pour lui. Je dis plus : bien loin de lui être utiles , ils empirent sa situation. Son désespoir lorsqu'il se contemple , lorsqu'il cherche vainement des hommes autour de lui , le replonge , jusqu'au fond de l'abîme dont il vient de sortir.

Comment prévenir ces dangers ? est-il pour l'Insensé de régime plus convenable ? J'en connois un que la simple raison indique ; je le proposerai , mais j'exposerai auparavant la méthode d'un homme sensible et éclairé , à qui des succès multipliés pourroient faire accorder le glorieux titre de *Guérisseur des Fous*. Sa longue expérience donnera sans doute quelque poids à mes réflexions.

J'étois à Manosque en 1789. Cette Ville qui faisoit partie autrefois de la Provence est aujourd'hui comprise dans le Département des basses Alpes. On y trouve des lumières et des vertus. Parmi les noms que l'estime a consacrés , la voix publique se plaît à citer le Père Poution , ci-devant Supérieur de l'Observance. C'est un Vieillard qui n'a de son âge que la sagesse. Des mœurs douces , des manières affables , une conversation pleine d'intérêt lui concilient l'affection générale. Que les Vieillards ne sont-ils tous comme lui ! la jeunesse trouveroit de bons amis et des guides

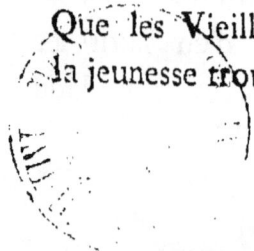

aimables là où elle ne rencontre que de farouches Précepteurs.

Le Couvent de l'Observance est destiné à recevoir les Fous que le Gouvernement veut enfermer. On y reçoit aussi quelques Insensés à la prière des parens.

J'eus à ce sujet avec le Père Poution un entretien qui laissa dans mon esprit des impressions si profondes qu'il est encore présent à ma mémoire.

« Mon Père, lui dis-je, sensible comme vous
» êtes, vous devez avoir bien à faire et bien à
» souffrir ! point du tout, me répondit-il, je
» n'éprouve que du plaisir en voyant que mes
» malades s'attachent à moi, que je m'ouvre un
» passage dans leur ame, que je les ramène à la
» raison --- Quoi, mon Père, vous auriez rendu
» la raison à quelqu'un de ces malheureux ! ----
» à plusieurs.

Je l'écoutois avidement. Il vit qu'il pouvoit parler sans exposer sa modestie, parce que ma sensibilité seule l'interrogeoit. Il m'apprit des choses bien étonnantes selon moi et bien naturelles selon lui.

« J'avois, me dit-il, un Chanoine qu'on
» m'avoit amené garroté depuis les pieds jusqu'à
» la tête. Cet homme avoit la folie de se croire
» Prévôt de son Chapitre. Un jour pendant

» l'Office, il s'approcha de celui qu'il regardoit
» comme un Prévôt usurpateur et le renversa
» de sa Stalle. Ce dernier avancé en âge, frappa
» de la tête en tombant et resta sur le coup.
» Lorsque mon prisonnier arriva, je lui fis un
» accueil propre à m'attirer sa confiance. Je
» lui dis qu'il étoit bien humiliant pour un Prêtre
» d'être traduit comme un criminel, que sans
» doute on l'avoit traité trop durement et que
» je comptois assez sur lui, sur son caractère,
» pour être persuadé que toutes ces chaînes
» étoient désormais inutiles. Je l'admis à ma
» table, je ne le fis pas voir aux autres Mala-
» des. *Ils vivent tous séparément, ils mangent
» séparément, ils se promènent chacun à des heures
» particulières.* Le Chanoine abusa de la per-
» mission que je lui avois donnée d'aller dans
» le Jardin, il en franchit les murailles et fut
» vaguer hors de la Ville. J'envoyai des gens
» après lui. On me le ramena: je le reçus avec
» douceur. Eh quoi! lui dis-je, avez-vous pu
» vous dissimuler les dangers de votre fuite?
» Vous pouviez être pris par les Cavaliers, et
» vous eussiez éprouvé les mêmes violences que
» la première fois. Cette idée ne s'imprima pas.
» Le lendemain, il jouit de la même liberté et
» en abusa de même. Il ne me fut pas possible
» cette fois de le retrouver. J'en écrivis à M. le

» Procureur-Général qui s'intéressoit à lui et qui
» me l'avoit recommandé. Il donna des ordres
» à la Maréchaussée , le transfuge fut arrêté à
» Saint-Maximin et reconduit à Manosque, pieds
» et mains liés. M. le Procureur-Général me
» répondit qn'il avoit été trompé sur le carac-
» tère de cet homme , et qu'il ne falloit plus le
» ménager.

» Je crus que la lettre de M. le Procureur-
» Général n'étoit qu'un conseil , et je voulus
» attendre quelques jours pour le suivre.

» Quand le Prisonnier me fut présenté , je
» lui dis : je vous l'avois bien prédit , que vous
» ne pourriez fuir sans être arrêté et que vous
» vous exposeriez à paroître en public de la
» manière la plus honteuse pour un honnête
» homme et sur-tout pour un Prêtre : je ne sais
» ce qui peut vous arriver à une troisième évasion :
» il m'écouta attentivement ; il rappella que je
» lui avois prédit son aventure, il resta bien
» convaincu que je ne lui mentois pas et l'effet
» de cette idée fut de m'en croire sur-tout ce que
» je lui disois. Favorisé par cette disposition , je
» lui parlai de son état , je lui fis sentir que sa
» prétention n'étoit qu'une chimère. Au reméde
» d'une conversation affectueuse et simple , je
» joignis ceux de l'art. En un mot , je vins à bout
» de rendre cet homme à la société , à son Cha-
» pitre , à lui-même.

» Les mêmes moyens me réussirent auprès
» d'un Officier de Dragons. En arrivant au Cou-
» vent, il me dit: je suis vôtre Prisonnier, mon
» Père. J'en suis bien fâché, lui répondis-je,
» mais je n'oublierai rien pour adoucir vôtre
» captivité. Vous êtes Militaire, vous connoissez
» les lois d'une consigne, voici celle de la Maison.
» Le dîner à midi, le souper à huit heures,
» disposez du reste de votre temps comme bon
» vous semblera. La promenade est au Jardin,
» il vous sera ouvert toutes les fois que les usages
» de la Maison ne s'y opposeront pas. Je l'avois
» pris par le point d'honneur, il me paya de la
» plus grande exactitude. Parmi quelques idées
» extravagantes, il avoit celle qu'il ne pouvoit
» rien faire qui ne fût aussi-tôt annoncé au public
» par un porte-voix. Je sortois avec lui, il aimoit
» à botaniser, je l'accompagnois sur les mon-
» tagnes. *J'ai toujours été persuadé que la prome-*
» *nade et le grand air, font le plus grand bien*
» *aux Insensés.* Quand il eut pris de l'amitié pour
» moi, il venoit souvent me joindre et avant
» toutes choses, vous savez, me disoit-il, tout
» ce que je viens de faire? --- moi! point du
» tout --- quoi! le porte-voix. . . . mon ami,
» quelle erreur! quelle communication peut-il y
» avoir entre vous et moi que les sentimens qui
» nous lient? comment pouvez-vous croire à

» l'existence impossible de ce porte-voix? pour
» divulguer vos actions, il faut les connoître.
» Qui est qui vous suit? qui est qui vous observe?
» et comment tout le monde entendroit un porte-
» voix que vous n'avez jamais entendu vous-
» même? à force de lui mettre cette observa-
» tion devant les yeux, je vins à bout de l'y
» rendre attentif. Je m'apperçus qu'il méditoit
» sur ce que je lui disois, et quelque temps après
» je le vis sortir comme d'une profonde léthar-
» gie, le nuage se dissipa et ses yeux virent encore
» une douce et fidelle clarté. Je crus qu'il pou-
» voit sortir. La grande liberté et les distractions
» de son état achevèrent la guérison. Je l'ai revu
» depuis. Il m'embrassoit : il m'inondoit de ses
» larmes : il me disoit : comment ai-je pu donner
» dans ce vuide et si long-temps ! --- vous êtiez
» malade, la fiévre vous a duré un peu plus qu'à
» un autre, elle vous a quitté, n'y pensez plus.

A un récit aussi intéressant le respectable Reli-
gieux ajouta quelques traits qui méritent d'être
remarqués. Il m'apprit qu'il avoit eu des hommes
entiérement Fous, des furieux qui n'avoient pas
un moment lucide. Il m'en cita un de cette dernière
espèce, qui déchiroit toutes ses chemises et qui
restoit nu. Le Père Poution, touché de sa situation très-dangereuse dans les grands froids, prit
le parti de paroître devant lui avec une grande

chemise en forme de soutane. Le Fou lui demanda
si on portoit à présent de pareilles chemises,
qu'il les trouvoit fort commodes. Le Père Poution
lui répondit que la mode en étoit venue, mais
qu'elles étoient extrêmement rares, qu'il n'avoit
que celle-là. Le Fou témoigna la plus grande
envie d'en avoir une. --- « Je consens à vous
» donner la mienne, mais à condition que vous
» en aurez soin. » --- Le Fou flatté du sacrifice
promit, tint parole, et se trouva couvert.

» Les bains, me dit le Père Poution, me sont
» d'une grande ressource avec les furieux, mais
» il ne faut jamais les faire prendre à contre-
» cœur. Un remède qu'on ordonne comme une
» punition, produit rarement un bon effet. J'ai
» été tellement convaincu de ce principe que
» plusieurs fois, pour engager mes malades à
» prendre les Bains, je m'y suis mis avec eux.
» Je veux vous en faire voir un à qui la tête
» manquoit entiérement lorsqu'on me l'amena. »

Le Père Poution sortit de son appartement,
je l'entendis entrer dans une chambre voisine,
et s'adressant à celui qui l'habitoit : « voulez-vous,
» lui dit-il, venir vous chauffer un moment chez
» moi ? volontiers, répond l'autre, --- vous
» m'aimez toujours bien ? --- si je vous aime ! »
--- ces dernières paroles furent prononcées avec
l'accent de la plus vive reconnoissance, et en

même temps j'entendis le mouvement d'un homme qui se jette dans les bras de son bienfaiteur.

Le Père Poution rentra avec son ami. Ce dernier étoit pâle et défait, il étoit dans cet affaissement où l'on se trouve après une longue maladie. Il fut surpris de me voir, je lui parlai de choses indifférentes, il me répondoit avec justesse; mais bientôt soit qu'il eût honte de se trouver aussi dérangé dans son habillement, soit qu'il eût des soupçons sur la maladie qu'il venoit d'essuyer et qu'il imaginât que j'en avois moi-même, il sortit avec l'émotion d'un homme raisonnable, qui ne peut plus contenir un sentiment qui pese sur son cœur.

Je sortis bientôt moi-même aussi suffoqué que lui. La surprise et l'attendrissement que j'éprouvois étoient inexprimables. Je me disois : un seul homme répandre tant de bienfaits! et cet homme est ignoré! et l'auteur d'une Epigramme est connu de toute la France !

Oui, le Père Poution est ignoré. Il passe sa vie avec une douzaine de malheureux. Il les soulage, il les guérit. Avec une ame comme la sienne, on ne sait pas s'il y a d'autre bonheur.

Long-temps mon cœur resta dans une douce ivresse; mais la réflexion vint enfin se mêler à mes sentimens. Elle m'apprit qu'il est contre la démence, que l'on voudroit faire regarder comme

un mal incurable, des remédes assurés. Je com-
parai la conduite du Père Poution, au régime
que l'on suit dans les Hôpitaux et je frémis. Ces
deux vérités restèrent bien profondément dans
mon ame, que les secours moraux sont infini-
ment plus utiles aux Insensés, que les secours
physiques et que les Hôpitaux où ils sont ren-
fermés aujourd'hui, ne sont propres qu'à leur
faire perdre ce reste de raison qu'ils peuvent
y porter.

Retirons-les de ces funestes lieux. Ouvrons-
leur des Hospices salutaires, qui attestent nos
bienfaits et fassent espérer leur guérison.

Je ne proposerai pas d'élever de nouveaux
Bâtimens, d'ajouter pour cet objet à la dépense
publique. Mon dessein, au contraire, est de
la diminuer et j'aspire à concilier l'intérêt de
l'État avec l'intérêt des malheureux, les calculs
de l'économie, avec les devoirs de l'humanité.

Ainsi je désapprouve d'avance le projet qu'on
pourroit présenter d'établir un Hôpital des Insensés dans chaque Département.

Les raisons qu'on invoqueroit, seroient sans
doute, 1°. qu'il est injuste que les sommes
fournies par un Département à l'entretien des
Insensés, passent et se consument dans un
autre, 2°. qu'il est nuisible aux Insensés d'être
réunis en si grand nombre.

Mais il faut réfléchir sur la dépense que ce projet entraîneroit. Il n'y a d'Hôpitaux d'Insensés que dans une vingtaine de Départemens ; c'est donc soixante nouveaux Édifices qu'il faudroit construire : cette dépense est considérable. De plus, chaque Hôpital nécessite une régie particulière ; et la régie. d'un Hôpital est très-couteuse.

Il est vrai qu'il est funeste d'entasser les Insensés, mais le moyen que nous examinons n'est qu'un remède imparfait.

J'ai vérifié que le nombre des Insensés pour chaque Département, est de quatre-vingt à cent. Or quand une centaine de Fous sera réunie dans le même Hôpital, on n'aura pas lieu certainement d'être bien rassuré sur les dangers que j'ai décrits. Ce nombre est encore assez considérable pour faire envisager, sans le funeste secours de l'expérience, les mêmes inconvéniens.

Que l'on soit bien convaincu qu'il faut des soins, plutôt que des chaînes aux Insensés, et l'on saura bientôt quels sont les lieux qui leur conviennent. Jettons les yeux sur ces établissemens si respectables, monumens immortels de la piété des premiers fidelles, de la munificence des Rois, de la bienfaisance des Villes et de la charité des particuliers, asiles révérés semblables en certains endroits à des Palais superbes que n'habitent, à la vérité, ni le plaisir ni la mol-

lesse,

lesse , mais où l'enfance abandonnée , la vieillesse languissante , l'indigence et les cruelles maladies sont accueillies par la tendre humanité. Répandons les Insensés dans ces demeures salutaires : ce n'est pas avec d'autres malheureux qu'il faut craindre de les réunir , c'est avec les malheureux qui leurs ressemblent qu'il faut trembler de les laisser.

Le nombre des Hôtels-Dieu , Maisons de charité , Hôpitaux des Enfans-Trouvés , Hôtels des Incurables, répond au nombre des Insensés. Il y a même plusieurs Départemens où il y a plus de Maisons Hospitalières qu'il n'y aura d'Insensés.

Ainsi chaque Maison hospitalière recevra tout au plus un Insensé. La charge sera légère et les attentions pour le Malade seront les plus grandes possibles , puisqu'en s'occupant de cette espèce de maladie, on l'aura toujours en vue.

Quel inconvénient y a-t-il d'exécuter ce projet? Je n'en apperçois qu'un seul , celui de troubler le repos de l'Hôpital par les cris du Furieux.

Mais faisons d'abord deux observations importantes.

Le nombre des Furieux n'est pas considérable. Je me suis assuré qu'il n'est que d'un sixième.

Le Furieux , lorsqu'il sera dans un endroit propice ,livré à des mains sages et bienfaisantes,

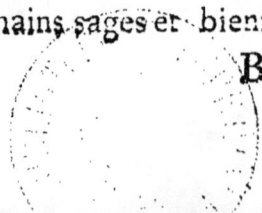

B

aura des accès moins forts, plus courts, et beau-
coup moins fréquens.

Le mal ne seroit donc ni général ni insuppor-
table. Il se dissipera entiérement si l'on prend
quelques précautions faciles que la prudence
indique.

Logez le Furieux dans un grand Hôpital et
tant qu'il sera possible à l'extrémité du Bâtiment.

Si l'extrémité n'étoit pas disposée pour le recevoir et qu'on ne pût l'y rendre propre sans des
grands dérangemens, il faudroit lui construire une
petite habitation à côté de l'Hôpital, ce qui seroit
facile, les Hôpitaux étant situés presque par-tout
dans des quartiers isolés et ayant à leur dépen-
dance des jardins ou d'autres espaces de terrain
convenables.

Mais cette dernière ressource ne sera pas
nécessaire. Il n'est guères de grand Hôpital qui
n'ait quelque endroit reculé, quelque recoin heureux, propre à assourdir le bruit et à servir d'asile
au Furieux.

Combien sa destinée va changer !

C'est-là que des Filles généreuses qui ont
abandonné le monde, qui ont cherché des parens
parmi les malheureux et qui sont devenues leurs
Sœurs au prix de leurs bienfaits, animées par la
pitié et par la Religion, recevant de l'une la
volonté et de l'autre le courage, iront souvent à

lui malgré l'effroi que sa vue peut inspirer, et lui prodigueront des tendres soins plus puissans quelquefois que les remèdes.

C'est-là que des vertueux Administrateurs, en contemplant sa situation, se trouveront saisis de cet intérêt puissant dont une ame bien née ne sauroit se défendre. L'un d'eux sans doute plus sensible, plus patient, doué de ces vertus qui se plaisent à la société du malheur, s'attachera à lui. Il satisfera plusieurs de ses petites fantaisies, tâchera de se rendre agréable, gagnera peu à peu son amitié et sa confiance, et profitant de ces instans où la raison se ranime, il dira au malheureux surpris de se trouver avec lui-même ; « tu es aussi avec un ami ; examine les causes » qui jettent ton ame dans le délire ; vois ce » fantôme qui trompe tes sens, cette erreur qui » égare ton esprit : raffermis-toi contre cette pas- » sion qui a tant d'empire sur ton ame. Ta » sensibilité a causé une maladie à ton corps ; » elle t'a donné la fièvre : si tu veux te recueillir » avec toi-même, tu conserveras le calme que » tu viens de recouvrer.

C'est-là que le Médecin, prévenu de la cause de sa maladie, pourra considérer attentivement ses progrès, observer ses périodes, saisir ses nuances et déterminer les remèdes d'après les con-noissances les plus exactes.

B 2

C'est-là qu'on lui fera respirer le grand air et goûter le plaisir de la promenade , parce qu'il y a des jardins dans presque tous les Hôpitaux.

C'est-là qu'un remède bien propre à sa maladie , qui porte la fraîcheur dans le sang et rend le calme à l'esprit , pourra fréquemment être employé. Les Bains dans les Hôpitaux actuels des Insensés où généralement l'on manque d'eau et où le nombre des malades est si considérable sont d'un usage très-pénible et très-rare. Il n'en sera pas de même dans les autres Hôpitaux. Peut-être l'Insensé sera-t-il le seul à prendre des Bains.

C'est-là enfin que les parens auront la consolation d'unir leurs soins à ceux de la Patrie. On sent bien qu'en dispersant les Insensés, il sera aisé de les rapprocher de leur famille. Le Père , le Frère , l'Epouse , viendront serrer dans leurs bras le malheureux qui leur est cher ; ils lui montreront tous les jours des images qu'il ne peut avoir entiérement oubliées. La présence de ces personnes qui seront empressées auprès de lui , qui le serviront avec une affection marquée , qui pleureront quelquefois dans son sein , occuperont sa pensée. Un jour peut-être il les considérera attentivement. Il verra un regard tendre fixé sur lui , une larme prête à couler. Ce spectacle portera l'émotion dans son ame : il s'y opérera une

crise salutaire : une secousse heureuse produira
son reveil , et en ouvrant les yeux il appercevra
ce qu'il a de plus cher. Pourra-t-il rester dans son
ame d'autre impression que celle du bonheur ?

Aux motifs de sagesse et d'humanité qui réclam-
ment un nouveau régime , se joint celui de l'économie.

En dispersant les Insensés dans les Maisons que
nous avons indiquées , on vendra les Hôpitaux
où ils sont enfermés aujourd'hui et on économi-
sera les frais d'une Administration particulière.

Ainsi intérêt général d'un côté , intérêt parti-
culier de l'autre : raison d'économie , raison de
bienfaisance ; est-il permis de balancer ?

Ah ! si par je ne sais quelle fatalité , les Insensés restoient dans les affreuses demeures où ils
sont ensévelis dans ce moment , j'oserois dire à
ma Nation : vous voulez donc mériter le reproche
que les Peuples étrangers vous font d'être légère
et inconséquente. Avec l'intention de faire du bien
à tous les malheureux , vous êtes Barbare envers
les Insensés ; mais du moins soyez vraie. Enlevez
cette inscription trompeuse, qui frappe nos regards
sur la porte de vos prétendus Hôpitaux. Qu'on
n'y lise plus , *Hôpitaux des Insensés*. Ecrivez ,
Prisons des Insensés.

Mais la Nation Française ne fera pas ce tort
à sa gloire. Les feuillets de son histoire sont

ouverts. La vérité, depuis près de trois ans, y écrit en lettres d'or, elle ne l'obligera pas à noircir son burin.

Et vous, heureux Citoyens, à qui le sort des Insensés sera confié, que je vous porte envie! Vous recevrez la mission la plus sublime, vous allez partager les fonctions de l'Être-suprême. Il créa l'homme et lui donna deux substances différentes; la plus noble est dégradée. Vous allez lui rendre toute sa dignité, vous allez la récréer. La Divinité ne sera pas jalouse de votre ouvrage. Les malheurs qui affligent l'humanité sont dans l'ordre de sa justice, mais la bienfaisance qui les répare, tient essentiellement à l'ordre de sa bonté. Vous servirez le Ciel dont vous serez les glorieux instrumens; et vous mériterez de la terre une reconnoissance éternelle, en effaçant la tache honteuse que lui imprime la plus terrible de toutes les maladies.

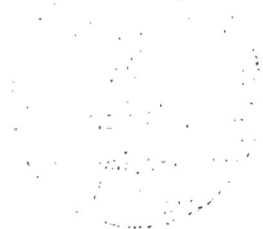

A TOULON,

DE L'IMPRIMERIE DE SURRE Fils. 1791.

www.ingramcontent.com/pod-product-compliance
Lightning Source LLC
Chambersburg PA
CBHW070219200326
41520CB00018B/5708